VILLE DE BESANÇON

INSTITUT MUNICIPAL
DE
VACCINATION

RAPPORT

PRÉSENTÉ

PAR M. LE DOCTEUR GOUNAND

CHARGÉ DU SERVICE DE LA VACCINATION ANIMALE

ANNÉE 1893

BESANÇON

IMPRIMERIE MILLOT FRÈRES ET Cie

20, Rue Gambetta, 20

1894

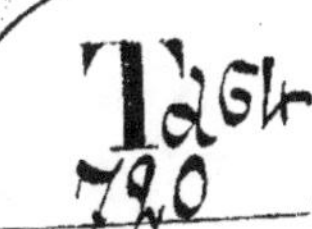

VILLE DE BESANÇON

INSTITUT MUNICIPAL

DE

VACCINATION

VILLE DE BESANÇON

INSTITUT MUNICIPAL

DE

VACCINATION

RAPPORT

PRÉSENTÉ

PAR M. LE DOCTEUR GOUNAND

CHARGÉ DU SERVICE DE LA VACCINATION ANIMALE

ANNÉE 1893

BESANÇON

IMPRIMERIE MILLOT FRÈRES ET Cie

20, Rue Gambetta, 20

1894

VILLE DE BESANÇON

INSTITUT MUNICIPAL
DE
VACCINATION

Ce service fonctionne d'une manière régulière depuis 1888, sous les auspices de l'administration municipale.

Le service de la vaccination animale se fait gratuitement dans la grande salle des fêtes du palais Granvelle et dans les annexes ; de cette façon, les deux sexes sont séparés.

Pour ce service, il est adjoint aux médecins vaccinateurs :

1° Le directeur adjoint du bureau d'hygiène, qui s'occupe de la partie administrative et de la statistique ;

2° Le vétérinaire inspecteur de l'abattoir, lequel est chargé d'inoculer les génisses ;

3° De trois employés du bureau d'hygiène pour le service de comptabilité ;

4° De gardiens chargés des mesures d'ordre ;

5° De deux appointeurs.

On voit donc que dans peu de villes le service est aussi bien organisé et que rien ne peut échapper.

Pour chaque séance de vaccination et de revaccination, la plus grande publicité est donnée par les journaux, des affiches et par le trompette.

Malgré toutes ces précautions, les intéressés qui se sont fait inscrire au bureau d'hygiène reçoivent de ce service une lettre d'avis les informant du jour et de l'heure de l'opération.

Depuis le 1er janvier 1890, la comptabilité de la vaccination est tenue de la façon la plus minutieuse par le directeur adjoint du bureau d'hygiène ; nous en donnons, d'autre part, un résumé année par année et une récapitulation totale des trois années, et nous y joignons des graphiques correspondants.

En réunissant le tout, nous opérons sur une période de trois années, soit sur 2,438 sujets, et, afin de faciliter les comparaisons, on a établi le *tant* pour 100 de succès sur les personnes vaccinées et revaccinées.

Ce travail est résumé dans le graphique n° 1.

Ainsi, pour les enfants de 0 à un an, sur 100 inoculés pour la première fois, il y a eu 91 succès, et sur 100 enfants revaccinés, 66 l'ont été avec succès.

En continuant ainsi la lecture de ce graphique, on peut en conclure que (sur les inoculations que nous avons faites, et que nous ne pouvons malheureusement pas faire remonter au moment de la création de ce service), pour les enfants de 0 à 4 ans vaccinés pour la première fois, les succès varient entre 92 et 83 0/0, tandis que pour les revaccinés, les succès sont de 66 à 83 0/0, ce qui fait donc voir que pour les enfants de cet âge les revaccinations ont moins de succès que les vaccinations ; il faut, toutefois, remarquer que les revaccinations pour les enfants de 2 à 3 ans ont les mêmes succès que pour les vaccinations de ceux de 3 à 4 ans.

Quant aux inoculations sur des enfants de 4 à 5 ans, le graphique est bien net ; il nous démontre que la revaccination prend beaucoup mieux que la vaccination, 92 0/0 au lieu de 77 0/0, soit 15 0/0 d'écart.

A partir de cet âge, les courbes s'infléchissent en général, mais ne perdons pas de vue celle de la revaccination : pour les enfants de 10 à 15 ans, on a obtenu 45 0/0 de succès ; cette remarque est d'autant plus utile à faire qu'on a opéré sur 595 sujets fréquentant les écoles communales.

Voilà donc encore une preuve matérielle qui démontre qu'il est nécessaire d'imposer la revaccination dès l'âge de 10 à 12 ans.

Les courbes reprennent ensuite la marche ascendante quand on arrive à l'âge de 15 à 20 ans pour la vaccination et de 20 à 25 ans pour la revaccination. Pour ce dernier âge, on a obtenu 87 0/0 de succès.

La courbe de revaccination redescend ensuite vivement pour arriver à 25 0/0 chez les adultes de 35 à 40 ans, puis elle remonte pour atteindre le maximum de 100 0/0 chez les sujets de 45 à 50 ans ; mais il ne faut pas attacher grande importance à ces deux derniers résultats, qui sont calculés sur *un nombre très restreint de personnes.*

En terminant, nous devons dire que, grâce aux mesures prises par le bureau d'hygiène, tous les enfants suivant les écoles communales sont visités à la rentrée des grandes vacances et à celles de Pâques, afin de s'assurer que tous ont été vaccinés.

Sur les conseils donnés par le bureau d'hygiène, les parents se décident facilement à faire *vacciner* leurs enfants de 6 à 15 ans.

On peut se féliciter d'obtenir un tel résultat, car l'expérience nous démontre bien que les sujets de cet âge sont facilement accessibles à la revaccination.

Ce résultat est d'autant plus heureux que depuis plusieurs années, il n'y a pas eu à Besançon d'épidémie de variole, et que, si cela venait à se déclarer, l'administration municipale n'hésiterait pas à prescrire la revaccination à tous les enfants fréquentant les écoles communales ; on ne rencontrerait, du reste, que fort peu d'obstacle de la part des parents.

A côté de la vaccination et de la revaccination *gratuites*, l'expérience nous à démontré qu'il fallait établir des séances *payantes*. Nous avons ainsi fait et nous avons constaté qu'un certain élan se manifestait dans les classes aisées.

Les sommes ainsi versées, qui sont du reste laissées à la convenance des intéressés, servent à payer une partie de la nourriture de la génisse ; cela diminue par conséquent d'autant la dépense à la charge de la ville.

Tableau des Instituts de vaccine animale de France

A Paris :

Académie de médecine (institut de l'Etat).
Val-de-Grâce (institut militaire).

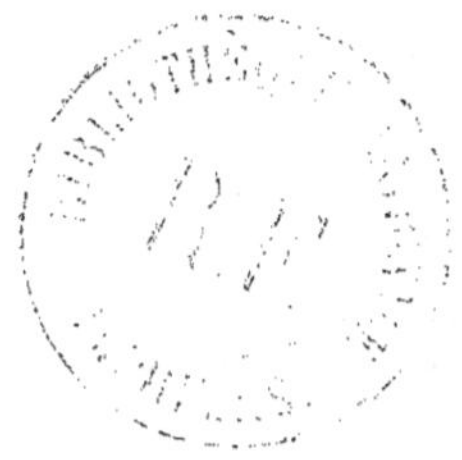

Institut de vaccin animal (8, rue Ballu), chargé des services de la ville de Paris (hôpitaux, mairies, écoles).
Etablissement vaccinogène, rue Caulaincourt (privé).

En province, par ordre alphabétique :

Angoulème, institut privé.
Bordeaux, institut municipal ; institut militaire.
Châlons-sur-Marne, institut militaire.
Lille, institut départemental.
Lyon, institut municipal.
Marseille, institut privé.
Montpellier, institut privé.
Saint-Etienne, institut privé.
Tours, institut privé.

Ces divers centres vaccinogènes sont établis suivant les convenances locales ou particulières. La ville de Besançon peut maintenant compter au nombre de ces instituts, et y être compté comme institut municipal. Je rends hommage au zèle, à l'esprit d'initiative de M. Jeannot, directeur des eaux, qui a su organiser rapidement et sérieusement cet institut, appelé à rendre de si grands services à la population urbaine et au département.

Il y a malheureusement une lacune énorme qui empêche le fonctionnement régulier de ce service vaccinal : c'est le manque fréquent de génisse vaccinogène au moment où tout le personnel à vacciner est prévenu. De là, des retards interminables, des vaccinations dans les mois les plus chauds ou les mois les plus froids, à des époques où il faudrait s'abstenir de vacciner. Du 1er au 10 de chaque mois, en omettant, bien entendu, les mois les plus chauds et les mois les plus froids, il serait utile qu'une séance de vaccination pût avoir lieu ; tout le monde y gagnerait avec une pareille régularité. La municipalité, qui a déjà tant fait et qui est portée de beaucoup de bonne volonté, saura bien trouver le moyen de combler cette trop déplorable lacune.

VILLE DE BESANÇON

SERVICE DE LA VACCINATION

Récapitulation générale pour 1893

AGE	NOMBRE des PERSONNES VACCINÉES			NOMBRE des PERSONNES REVACCINÉES			PERSONNES chez lesquelles les effets ont été constatés — VACCINÉES			PERSONNES chez lesquelles les effets ont été constatés — REVACCINÉES			SUCCÈS CONSTATÉS chez les personnes — VACCINÉES			SUCCÈS CONSTATÉS chez les personnes — REVACCINÉES		
	Garçons	Filles	Total	Garçons	Filles	Total	Garçons	Filles	Total	Garçons	Filles	Total	Garçons	Filles	Total	Garçons	Filles	Total
De 0 à 1 an.....	91	118	209	7	7	14	79	81	160	4	6	10	64	70	134	4	4	8
— 1 à 2 ans....	69	66	135	7	11	18	50	54	104	6	7	13	39	38	77	6	7	13
— 2 à 3 —....	28	31	59	3	4	7	18	23	41	»	1	1	17	21	38	»	»	»
— 3 à 4 —....	14	16	30	6	3	9	8	11	19	1	2	3	7	11	18	1	2	3
— 4 à 5 —....	6	12	18	6	11	17	6	11	17	5	10	15	5	9	14	4	5	9
— 5 à 6 —....	6	5	11	26	19	45	4	5	9	24	14	38	4	3	7	5	5	10
— 6 à 7 —....	»	2	2	25	34	59	»	1	1	22	25	47	»	1	1	9	14	23
— 7 à 8 —....	»	7	7	35	41	76	»	6	6	31	30	61	»	5	5	6	14	20
— 8 à 9 —....	»	2	2	74	61	135	»	1	1	71	54	125	»	1	1	26	28	54
— 9 à 10 —....	»	»	»	133	115	248	»	»	»	124	100	224	»	»	»	53	50	103
— 10 à 15 —....	1	1	2	278	280	558	1	1	2	249	249	498	1	1	2	69	128	197
— 15 à 20 —....	»	»	»	14	25	39	»	»	»	13	14	27	»	»	»	2	3	5
— 20 à 25 —....	»	»	»	2	8	10	»	»	»	»	3	3	»	»	»	»	1	1
— 25 à 30 —....	»	»	»	2	10	12	»	»	»	»	4	4	»	»	»	»	2	2
— 30 à 35 —....	»	»	»	3	5	8	»	»	»	»	1	1	»	»	»	»	»	»
— 35 à 40 —....	»	»	»	»	4	4	»	»	»	»	3	3	»	»	»	»	»	»
— 40 à 45 —....	»	»	»	3	5	8	»	»	»	1	2	3	»	»	»	1	2	3
— 45 à 50 —....	»	»	»	3	1	4	»	»	»	»	1	1	»	»	»	»	1	1
— 50 au-delà.....	»	»	»	6	8	14	»	»	»	2	3	5	»	»	»	2	3	5
TOTAL.......	215	260	475	633	652	1.285	166	194	360	553	529	1.082	137	160	297	188	269	457
	1.760						1.442						754					

TABLEAU GRAPHIQUE

Indiquant pour cent personnes vaccinées ou revaccinées de chaque âge, le nombre de succès obtenus

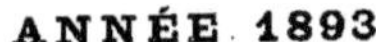

ANNÉE 1893

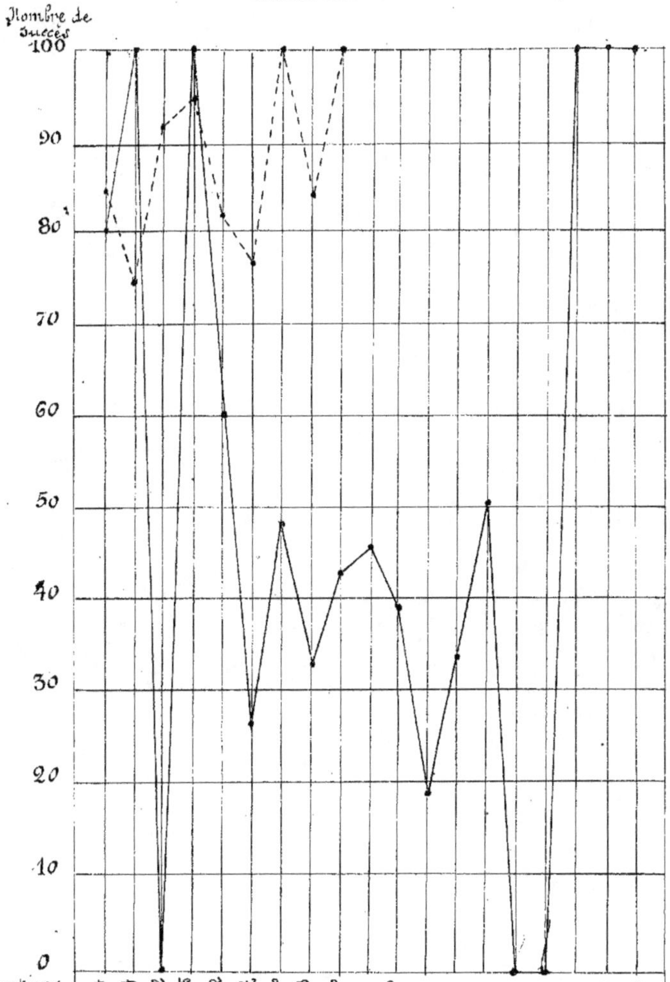

Nombre de succès : 100, 90, 80, 70, 60, 50, 40, 30, 20, 10, 0

Age	0 à 1	1-2	2-3	3-4	4-5	5-6	6-7	7-8	8-9	9-10	10-15	15-20	20-25	25-30	30-35	35-40	40-45	45-50	50 et au delà
Vaccination	84	74	92	95	82	77	100	83	100	"	100	"	"	"	"	"	"	"	"
Revaccination	80	100	0	100	60	26	49	32	43	46	39	19	33	50	0	0	100	100	100

www.ingramcontent.com/pod-product-compliance
Lightning Source LLC
LaVergne TN
LVHW050518160826
845677LV00003B/1205

* 9 7 8 2 3 2 9 6 2 4 3 2 7 *